AF373752

ÉPITRE A LAMON,

SUR LES MOYENS DE RÉUSSIR DANS L'EXERCICE

DE LA MÉDECINE.

PAR A.-M.-F. CHAMBEYRON, DE LYON,

ÉLÈVE INTERNE DES HÔPITAUX ET HOSPICES CIVILS DE PARIS.

> Si quis
> Opprobriis dignum latraverit, integer ipse;
> Solventur risu tabulæ, tu missus abibis.
> HORAT. satir. I, lib. 2.

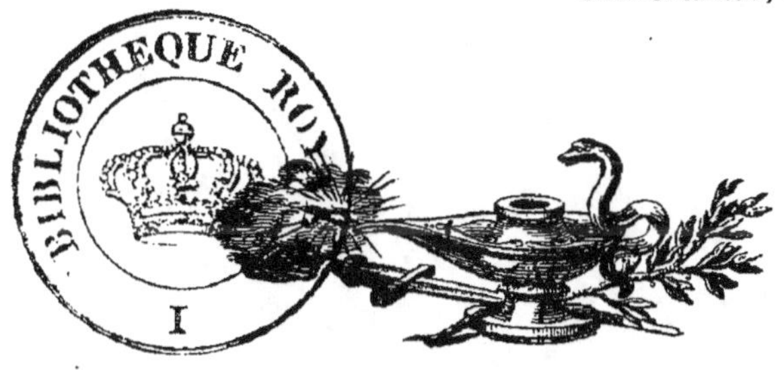

PARIS,

DE L'IMPRIMERIE DE FIRMIN DIDOT,

IMPRIMEUR DU ROI ET DE L'INSTITUT, RUE JACOB, N° 24.

M DCCC XXIII.

Le Professeur distingué à qui est adressée cette Épitre n'a point voulu, par délicatesse, me permettre de publier son nom : comme j'écris une satire, j'ai cru ne devoir pas cacher le mien.

ÉPITRE A LAMON,

SUR LES MOYENS DE RÉUSSIR DANS L'EXERCICE

DE LA MÉDECINE.

A tes sages conseils, Lamon, je dois céder;
A vivre dans Paris il faut me décider.
Peu jaloux des honneurs, encor moins des richesses,
J'allais, sacrifiant aux humaines faiblesses,
Et trop fidèle aux bords où je reçus le jour,
Revoir de mes aïeux le tranquille séjour.
Mais un désir plus noble et m'agite et m'enflamme;
D'un vol ambitieux s'élève enfin mon ame;
Patrie, amis, fuyez loin de mon souvenir:
Qu'êtes-vous pour qui s'ouvre un illustre avenir!
Mon fertile génie, aux rives de la Seine,
D'un art né dans les cieux étendra le domaine,
Au faîte des grandeurs bientôt je vais monter,
Voir la noblesse altière en tremblant m'écouter,
Et répondre à l'état de la tête du prince;
Tandis que, s'endormant au fond d'une province,
Mon chétif Esculape aurait, sur ses autels,
Respiré l'humble encens de vulgaires mortels.

Mais je crains, dans la foule errant à l'aventure,
De manquer le chemin de ma gloire future;
Et sur ceux qu'avant moi tant d'autres ont suivis
Ton amitié, Lamon, me doit quelques avis.

D'abord, je n'irai point jouer l'indigne rôle
De ces vils charlatans, avortons de l'École,
Qui, dans les hôpitaux, bassement suppliants,
Courent de lit en lit mendier des clients,
Sèment dans tous les cœurs des craintes puériles,
Semblent s'appitoyer sur des douleurs stériles,
Et, promettant des soins et plus sûrs et plus doux,
Dénigrent les talents qui les rendent jaloux.
Je n'irai point, des lords convoitant les largesses,
Dans leurs riches hôtels répandre mes adresses,
Ni, de mes longs efforts confiant le succès
Aux gens qui près des grands s'ouvrent un libre accès,
Lâchement flagorner jusqu'aux valets des princes.
Leurs services pourtant sont loin d'être si minces :
Tel dans la fange hier croupissait ignoré
Qui leur doit le ruban dont il est décoré.
Faut-il donc, des palais balayant la poussière....?
Non; la sotte fierté de mon ame grossière
Frémirait de se voir à tel point ravaler;
Ménageons mon orgueil. Mais ne puis-je étaler
Aux regards du public trop lent à me connaître
Un immense écriteau planté sous ma fenêtre,
Ou bien, pour que mon nom plus loin soit répandu,
Faire afficher mon chien que je n'ai pas perdu?

Ces moyens sont usés ; cherchons-en d'autre sorte.
A minuit, mon valet ira de porte en porte :
« Mon maître est-il ici ? — Qui ? — Le docteur un tel.
« — Il ne m'est pas connu. — Bah ! n'est-ce pas l'hôtel
« Du noble pair.... ? — Eh non ! tout au bout de la rue.
« — Encor plus loin ? bon dieu ! Pardon de ma bévue.
« Après ce diable d'homme on se tue à courir,
« De vingt endroits divers on l'est venu quérir,
« La baronne se meurt, du prince on désespère....
« Ah ! ne servez jamais un médecin, compère. »
Le suisse à dix laquais, sitôt qu'il fera jour,
Vantera mes talents, si connus à la cour ;
Mon nom remplit déja l'antichambre et la loge,
Et jusques au salon a volé mon éloge.

Pourtant, si le hasard venait à me trahir ;
Mon valet peut jaser, et ma gloire finir.
Fixons par d'autres nœuds la Fortune infidèle :
Exploitons les dévots ; j'aurai plus d'un modèle :
Tous les jours, à ma barbe, un confrère inconnu
Sur leur crédulité se crée un revenu,
Et ses pareils nombreux, d'un maintien hypocrite,
Comme lui, font un masque à leur peu de mérite.

L'un, pour que ses péchés un jour lui soient remis,
D'avance en l'autre monde envoyant ses amis,
Et croyant de l'enfer mériter les supplices
S'il arrachait une ame aux célestes délices,
Au malade inquiet qui le fait appeler,

Amène un confesseur qui doit le consoler,
Et, sans trop l'éblouir de brillantes promesses,
Borne son traitement à prescrire des messes.
Puis, craignant d'opposer aux éternels décrets
De l'oracle de Cos les coupables secrets,
Tandis que la victime achève sa carrière,
Il récite, à genoux, une ardente prière,
Comme si Dieu devait oublier l'univers
Pour venir redresser ce qu'il fait de travers.
Il triomphe pourtant ; aveugles que nous sommes !
L'art nous trompe ; mourir est le destin des hommes,

L'autre qui, profanant l'asile du malheur,
Par un souris amer fait taire la douleur,
Qui trahit son amante et méconnut son père,
Simulant sans pudeur la piété sincère
Qui n'habita jamais au cœur des scélérats,
Visite ses clients, des Heures sous le bras.

Un troisième, au sermon ronflant tout à son aise,
Y fait lire son nom sur le dos de sa chaise ;
Se promène au Parvis, de pauvres entouré,
Et quatre fois par mois enivre son curé.

J'hésite cependant ; ces routes ténébreuses
A mon esprit rétif paraissent trop scabreuses.
Eh ! pourquoi m'égarer en un lâche détour ?
Ton élève, Lamon, doit marcher au grand jour.
Oui, je veux, secouant une crainte frivole,

Viser dès le début au fauteuil de l'École,
Et, désormais sans frein en mes vœux indiscrets,
Du grand art de guérir enseigner les secrets.

J'entreprends une tâche à remplir fort aisée ;
Que faut-il? mot pour mot, à la foule abusée,
En dépit des jaloux acharnés contre moi,
Répéter les leçons que je reçus de toi.
Qu'un autre, dans sa marche épiant la nature,
Aille, pour l'expliquer, se mettre à la torture,
Des siècles précédents démentir les erreurs,
D'une lente agonie affrontant les horreurs,
Saisir d'un mal caché les symptômes fugaces,
Ou bien sur sa victime en poursuivre les traces ;
Qu'il aille, des anciens compulsant les écrits,
Rajeunir leurs conseils par la mode proscrits ;
Qu'il compte chaque pas qu'aura fait la science,
Et, contre les dégoûts armant sa patience,
De vingt avis divers savamment discutés
Fasse jaillir enfin d'utiles vérités ;
J'admire ces efforts, mais je n'ai point envie
D'y perdre, comme toi, les trois quarts de ma vie.
Mes cours seront publics ; on achète à ce prix
Le droit de professer ce qu'on n'a pas appris.
De mes rivaux d'ailleurs l'exemple me rassure,
Chacun a ses défauts, et, sourd à la censure,
Au milieu de Paris prêchant dans le désert,
Des orateurs du temps se croit le plus disert.
L'un, tout frais débarqué sur les bords de la Se-

Prenant l'aigre fausset d'un moderne Origène,
Sans jamais varier le geste ni le ton,
Chante Bichat traduit en patois Bas-Breton.
L'autre, à deux curieux, seuls venus pour l'entendre,
Bredouillant sa leçon qu'il semble encor apprendre,
Arrive haletant au bout de son latin,
S'interrompt, un instant balbutie incertain,
Accuse la lenteur de l'aiguille fatale,
De pénibles hoquets fait retentir la salle,
Répète quatre fois la fin de son discours,
Et, dans sa note en vain appelée au secours
Cherchant à ressaisir sa mémoire égarée,
Lève enfin la séance avant l'heure expirée.
Un autre qui, tout fier de son style apprêté,
Au chantre des Martyrs a, dit-on, emprunté
L'art d'enchâsser des riens dans de belles paroles,
Dicte à des commençants, auditeurs bénévoles,
Par l'or qu'ils ont donné sur leurs bancs retenus,
Ses livres qu'autrement l'on n'eût jamais connus.
Un autre enfin, sans voix, et respirant à peine,
Murmure quatre mots, tousse, reprend haleine,
Laisse entendre parfois un sourd bourdonnement,
S'épuise par degrés, et même, fréquemment
Dérobant sa harangue aux traits de la satire,
Remue, à ce qu'on croit, les lèvres sans rien dire.

Peut-être on blâmera ces vers un peu railleurs;
On pense qu'un savant, estimable d'ailleurs,
Peut manquer sans rougir d'haleine ou de mémoire.

J'en conviens; mais alors, pour marcher à la gloire,
Qu'il change de chemin : jamais à l'Opéra
Aux succès de Lays un muet n'aspira.
Pour moi, non moins hardi, de promesses pompeuses
Demain je remplirai des affiches trompeuses;
Les oisifs de l'École y seront avertis
Qu'on peut à mes leçons venir bâiller gratis;
De titres vrais ou faux j'y ferai l'étalage,
Tous, jusqu'aux moins brillants, y seront : c'est l'usage;
Et même on aura soin de ne pas oublier
Celui de maître-ès-arts ou bien de bachelier.
Tu ris! Ces honneurs-là valent bien qu'on les cite,
Ils coûtent vingt écus, et parfois du mérite.
Bref, quand j'aurai tout mis, par trois *et cætera*,
N'en déplaise aux rieurs, la liste finira,
Afin que le public au professeur modeste
Reproche doucement de supprimer le reste.

Mais, dans ce beau projet avant de rien tenter,
Sachons au moins, Lamon, qui viendra m'écouter.
L'heure sonne; déja, dans ton amphithéâtre,
S'agite, impatiente, une foule idolâtre;
Tu parais, aussitôt partent de tous côtés
Des applaudissements chaque jour mérités;
Un coup d'œil bienveillant demande le silence,
Tu parles, on se tait, et la leçon commence.
Aperçois-tu là-bas, sur ce banc éloigné,
Ce jeune homme à l'œil fixe, au minois renfrogné,
Qui, Byron à la main, de temps en temps soupire?

Il erre dans l'espace, et poursuit un vampire.
Cet autre à ses voisins, d'un air plus jovial,
En profond connaisseur peint le Palais-Royal,
Compte les fruits amers de ses galanteries,
Fonde un bizarre honneur sur vingt étourderies,
Et bientôt, excités par ses propos grivois,
Des rires indécents étoufferont ta voix.
Là, dans ce coin obscur, un jeune Sybarite
Dont l'habit élégant fait seul tout le mérite,
A l'ombre d'un pilier mollement étendu,
Savoure les douceurs d'un repos défendu.
Il a, de son haut rang singulier privilége,
Passé la nuit au bal et le jour au manége;
Il y rêvait encor, quand, ton mâle pinceau
Traçant d'un mal cruel l'énergique tableau,
Un long frémissement vient frapper son oreille.
Surpris, déconcerté, tout à coup il s'éveille,
En se frottant les yeux, demande : Qu'a-t-il dit?
Et, sans savoir pourquoi, sottement applaudit.

Voilà nos auditeurs; mais j'ai tort d'en médire;
Il faut bien que l'on bâille où l'on ne peut pas rire,
Et toi seul es coupable, en tes cours ennuyeux,
De peindre la douleur d'un ton trop sérieux.
Irai-je, de mon art dégradant la noblesse,
Lâchement mesurer mon style à leur faiblesse,
Et de contes usés ou de fades bons mots
Parsemer un discours fait exprès pour les sots?
Non. Qu'ils traînent ailleurs leur jeunesse futile;

Le soin de les instruire est un soin inutile.

Il faut vivre pourtant. Cet illustre avenir,
La faim peut m'empêcher d'y jamais parvenir.
Mille chemins ouverts mènent à la fortune;
Mais dans mon cœur trop faible une voix importune
Crie : Aux lois de l'honneur crains de désobéir.
Damis, qui moins que moi répugne à les trahir,
Damis, pour notre argent, dans l'art de Baudelocque
S'engage à nous montrer son talent équivoque.
Avertis, nous courons; près d'un lit imposteur,
Le fourbe, en souriant, raille notre lenteur,
Et, sans avoir rien vu, nous payons la séance.
Quand, d'un léger tribut se forgeant l'espérance,
Une femme, à nos yeux, donne en pleurant le jour
Au fruit infortuné de son pudique amour,
De l'infame Damis l'avarice sordide
Sollicite pour elle une quête perfide;
Puis, niant le dépôt entre ses mains remis,
La frustre du salaire à sa honte promis.
Ce crime, je l'ai vu : qu'il tremble, le coupable,
Que du poids de son nom un jour je ne l'accable!
Mais pourquoi l'arracher à son obscurité?
Laissons-le s'applaudir, sûr de l'impunité,
Et, pour atteindre enfin le but auquel j'aspire,
Choisissons des moyens dont on ne peut médire.

Écrire est un métier pour d'autres dangereux;
Pour les fils d'Esculape on est moins rigoureux.

Les Zoïles malins du *peuple académique*
N'exercent point sur nous leur mordante critique,
Jamais à notre style on ne fait le procès,
Et nous avons le droit d'écorcher le français.
Du point le mieux connu l'interminable histoire
Peut remplir aux trois quarts un immense mémoire
Où l'on rencontre enfin, quelque part égaré,
Un fait censé tout neuf, pris d'Ambroise Paré.
Craint-on qu'un érudit ne découvre la ruse,
Et n'aille détromper le public qu'on abuse ?
Quelque vieux in-quarto britannique ou germain,
Dès long-temps oublié de tout le genre humain,
Arraché par lambeaux à sa noble poussière,
S'étonne après cent ans de revoir la lumière.
Quelquefois même un sot, fripon audacieux,
Dédaigne le secours d'un voile officieux.
Quand l'immortel Bichat, Argus de la nature,
D'organes mal connus dévoilait la structure ;
Quand son vaste génie, en ses premiers essais,
De tous ses devanciers effaçait les succès,
Et des actes divers qui composent la vie
Montrait la trace en vain jusqu'alors poursuivie,
Un modeste docteur, descendu sur les bancs,
Des élèves surpris venait grossir les rangs,
Notait les résultats de vingt expériences,
D'un principe fécond tirait les conséquences,
Et bientôt publiait dans ses propres écrits
Les discours du savant sans son aveu transcrits.
Moi, je n'oserai point, écrivain téméraire,

Imiter de Bichat l'impudent plagiaire;
Mais jamais des auteurs que j'aurai consultés
On ne lira les noms dans mes œuvres cités;
Si par mes ennemis, observateurs habiles,
L'art se voit enrichir de nouveautés utiles,
Je n'en parlerai pas; de leurs moindres revers
Surtout j'aurai grand soin d'informer l'univers.
Je vais donc annoncer un livre.... encore à faire,
En esquisser le plan, envoyer mon libraire
Chez tous les souscripteurs aux ouvrages nouveaux,
Et de mes prospectus inonder les journaux.
Déja, dans une feuille avec luxe imprimée,
De sa presse Didot soutient la renommée.
Bien ou mal, en un mois il me faut achever.
En tête, sur vélin, je me ferai graver;
L'artiste, un peu flatteur, peindra sur mon visage
L'air grave d'un savant et le calme d'un sage;
Bientôt vingt magasins, ornés de mes portraits,
Offriront au public mes titres et mes traits,
Ou de quelques Stentors la voix pleine et robuste
Dans tous les carrefours ira crier mon buste.

Tu fronces le sourcil; ton austère vertu
M'interdit un chemin par la foule battu,
Et tu veux que, fuyant une trace honteuse,
Je tente en un concours la fortune douteuse.
Oui, ces nobles combats, j'y viendrais sans effroi,
Si j'y trouvais toujours des juges tels que toi;
Vainqueur de mes rivaux, la fatale balance

Pencherait sous mes droits et sous ta bienveillance;
Vaincu, j'approuverais ta sévère équité
De m'exclure d'un rang par d'autres mérité.
Il n'en est pas ainsi : dans le siècle où nous sommes,
Rarement au mérite on mesure les hommes;
La faveur mène à tout, et, j'en dois convenir,
Je n'ai point ce qu'il faut pour jamais l'obtenir.
Ma mère n'est plus jeune; à son humble prière
Je ne saurais devoir un pas dans ma carrière;
Jamais, dans les salons, ma folle vanité,
Montrant mal à propos un savoir affecté,
Ne contraignit les gens fatigués de m'entendre
A faire, par égard, semblant de me comprendre,
Ou, singeant un travers trop commun aujourd'hui,
Ne prôna mes talents en frondant ceux d'autrui;
Jamais, dans les boudoirs, le souris des marquises
De ma fatuité ne paya les sottises,
Et leur coquetterie, en mes discours menteurs,
Ne reconnut jamais le ton de leurs flatteurs;
Ni des amis puissants, ni des femmes aimables
Ne fléchiront pour moi des juges redoutables,
A moins qu'entreprenant un métier dangereux,
Je n'aille, chaque soir, athlète vigoureux,
Sûr de faire oublier leurs débiles caresses,
Solliciter l'appui de leurs dignes maîtresses,
Ou, les déshonorant par un sanglant affront,
Acheter leur suffrage aux dépens de leur front.
Mais, lorsqu'à cinquante ans j'aurai couvert la France
D'élèves, héritiers de ma vaste science,

En de nombreux concours écrasé mes rivaux,
Et rempli l'univers du bruit de mes travaux,
Avant l'âge vieilli, la pourpre magistrale
N'ornera point encor ma robe doctorale,
Et je verrai peut-être un hasard fortuné
En parer à mes yeux l'esprit le plus borné.
Hallé meurt; vingt savants, émules de sa gloire,
Briguent en vain le rang qu'illustre sa mémoire,
Ils n'ont que du mérite; un droit bien plus certain,
C'est l'appui du ministre, et l'on nomme B*****.
De pareils protecteurs la bienveillance honore,
Comment la mériter? c'est là ce que j'ignore;
Ceux qu'ils en font jouir n'en parlent point assez;
Ce qu'en a dit Gil-Blas est tout ce que j'en sais,
Et de certains détails qu'il n'osa pas écrire
La censure aujourd'hui ne permet pas de rire.
Dans ce poste éminent qui trompe mon espoir,
Si mes aïeux du moins étaient venus s'asseoir,
Le plus indigne fils du plus illustre père
Est aussi grand que lui s'il occupe sa chaire,
Et, brillant d'un éclat à son nom emprunté,
Arrive, comme un autre, à la postérité.
Quant à moi, dans Paris, connu non plus qu'à Rome;
Je suis tout simplement le fils d'un honnête homme;
Et, puisqu'un pareil titre ici ne mène à rien,
Enfin désabusé d'un si frêle soutien,
Renonçant aux honneurs qui semblaient me sourire,
Sous le toit paternel, Lamon, je me retire.

Là , soustraits par mes soins à la commune loi ,
Mes amis béniront l'art que j'appris de toi ;
Peut-être ces lauriers que mon orgueil regrette
Embelliront aussi ma paisible retraite ;
Oui, la gloire est partout pour les cœurs généreux ,
Et l'on meurt assez grand quand on fit des heureux.

FIN.